# BEI GRIN MACHT SICH IHR WISSEN BEZAHLT

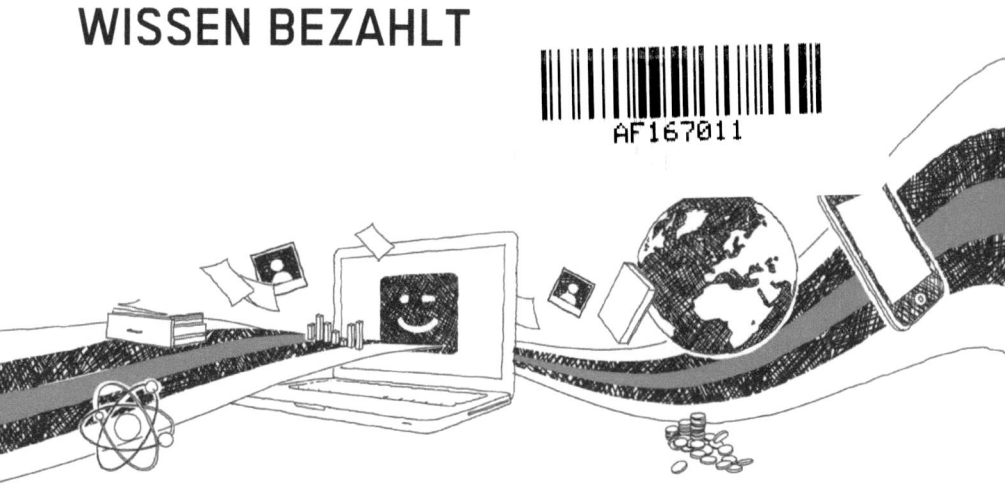

- Wir veröffentlichen Ihre Hausarbeit, Bachelor- und Masterarbeit

- Ihr eigenes eBook und Buch - weltweit in allen wichtigen Shops

- Verdienen Sie an jedem Verkauf

## Jetzt bei www.GRIN.com hochladen und kostenlos publizieren

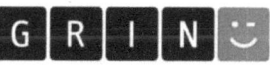

# Betriebliches Gesundheitsmanagement. Erstellung eines Konzepts zur Einführung in einem Beispielunternehmen

Steffen Plutz

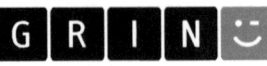

**Bibliografische Information der Deutschen Nationalbibliothek:**

Die Deutsche Nationalbibliothek verzeichnet diese Publikation in der Deutschen Nationalbibliografie; detaillierte bibliografische Daten sind im Internet über http://dnb.d-nb.de abrufbar.

ISBN: 9783346435378
Dieses Buch ist auch als E-Book erhältlich.

Druck und Bindung: Books on Demand GmbH, Norderstedt Germany
Gedruckt auf säurefreiem Papier aus verantwortungsvollen Quellen

Das vorliegende Werk wurde sorgfältig erarbeitet. Dennoch übernehmen Autoren und Verlag für die Richtigkeit von Angaben, Hinweisen, Links und Ratschlägen sowie eventuelle Druckfehler keine Haftung.

Das Buch bei GRIN: https://www.grin.com/document/1031742

# Konzept zur Einführung eines Betrieblichen Gesundheitsmanagements

Plutz, Steffen

09.01.2021

# Inhaltsverzeichnis

# 1. Einleitung

## 1.1 Ziel der Arbeit

Maßnahmen zur Förderung der Mitarbeitergesundheit gibt es schon lange, oftmals in Form einzelner Angebote, wie Gesundheitstage oder Rückenschulen. Zunehmend stehen Unternehmen vor der Herausforderung, mit krankheitsbedingten Fehlzeiten, Stress, Burnout sowie psychischen und muskuloskelettalen Erkrankungen umzugehen, um die Arbeitsfähigkeit der Beschäftigten zu erhalten. Des Weiteren hat in den meisten Unternehmen in den vergangenen Jahren die Arbeitsintensität zugenommen: Arbeitsprozesse werden verdichtet und beschleunigt, Prozessnischen beseitigt. Das führt oftmals dazu, dass die eigene Gesundheit gefährdet wird (Vgl. Kern (2017), S. 158). In Zukunft wird es für Unternehmen aufgrund des demografischen Wandels und des drohenden Fachkräftemangels noch schwieriger sein, den Bedarf an Fachkräften zu decken. Daher wird es immer wichtiger, die Gesundheit der im Unternehmen tätigen Mitarbeiter zu erhalten und wiederherzustellen.

Eine Möglichkeit, den hieraus resultierenden Problemen zu begegnen und statt einzelner, oft wirkungsloser Maßnahmen, eine strategische und schrittweise Herangehensweise anzugehen, stellt die Einführung eines Betrieblichen Gesundheitsmanagement dar.

Die nachfolgende Arbeit beschäftigt sich mit der Einführung eines Betrieblichen Gesundheitsmanagements, im Folgenden BGM genannt, als Pilotprojekt bei einer Beispielfirma. Das Unternehmen entwickelt und produziert hochwertige und innovative Lösungen für die Bauindustrie. Als marktführendes, beständig wachsendes Familienunternehmen mit langer Tradition, beschäftigt das Unternehmen heute über 2000 Mitarbeiterinnen und Mitarbeiter an zwei Standorten in Deutschland.

Ziel dieser Arbeit soll es sein, der Geschäftsführung ein erstes Konzept zu liefern, wie idealerweise ein betriebliches Gesundheitsmanagement im Unternehmen eingeführt werden kann, welche Schritte dazu nötig sind und worauf es zu achten gilt.

## 1.2 Vorgehensweise

Das Thema Betriebliches Gesundheitsmanagement wurde innerhalb der Geschäftsführung der Beispielfirma bisher noch nicht näher begutachtet, daher müssen zunächst Grundlagen des BGM aufgeführt werden. Unter Punkt 2 wird der Begriff des BGM näher beleuchtet und gegenüber anderen Begriffen abgegrenzt. Im Anschluss wird auf die Erfolgsfaktoren des BGM eingegangen, welche bei der Einführung eines BGM zu beachten sind. Unter Punkt 3 wird das Konzept zur Einführung eines BGM vorgestellt. Hier wurde ein praxisorientiertes und erprobtes Modell gewählt, welches aus sechs Phasen besteht, die in einem nacheinander ablaufenden Prozess dargestellt sind. Im ersten Schritt wird eine Bedarfsbestimmung benötigt, welche Auskunft über die Beweggründe zur Einführung eines BGM gibt. Hier geht es insbesondere um die Schaffung von internen Strukturen im BGM sowie der Definition spezifischer Ziele und Leitlinien. Auch bei der Beispielfirma begründet sich der Bedarf zur Einführung des BGM als Pilotprojekt durch mehrere Faktoren, wie z.B. der Wunsch nach Gesundheitskursen, Ergonomie am Arbeitsplatz, Arbeitssicherheit, alternde Belegschaft und Fachkräftemangel. Nach der Bedarfsbestimmung erfolgt die Analysephase. Hier stehen verschiedene Datenerfassungsinstrumente zur Verfügung, welche beispielhaft aufgeführt werden. Als dritter Schritt im 6-Phasen-Modell erfolgt die Interventionsplanung mit den Unterpunkten „Konzeptionelle Planung" und „Verhaltens- und verhältnisbezogene Maßnahmen". Die nächsten Phasen sind die Durchführung der Maßnahmen, die Evaluation des Projektes, sowie die Förderung der Nachhaltigkeit. Als letzter Punkt folgt eine kurze Zusammenfassung und Reflektion der Arbeit.

# 2. Grundlagen eines BGM

## 2.1 Definition und Abgrenzung BGM

Wenn es um Maßnahmen zur Mitarbeitergesundheit geht, werden vor allem die Begriffe "Betriebliche Gesundheitsförderung (BGF)" und "Betriebliches Gesundheitsmanagement (BGM)" genannt, welche nicht zuletzt auch teilweise als Synonyme gebraucht werden. Auch in der Literatur kann nicht immer eine klare Differenzierung der beiden Begriffe gewährleistet werden. Ein weiterer Begriff, welcher vor allem im Unternehmen in diesem Zusammenhang auftaucht, ist der Arbeits- und Gesundheitsschutz.

Die Luxemburger Deklaration versteht unter BGF „alle gemeinsamen Maßnahmen von Arbeitgebern, Arbeitnehmern und Gesellschaft zur Verbesserung von Gesundheit und Wohlbefinden am Arbeitsplatz" (Uhle/Treier (2013), S. 124). Wegener definiert das BGM als „die systematische, zielorientierte und kontinuierliche Steuerung aller betrieblichen Prozesse mit dem Ziel, Gesundheit, Leistung und Erfolg für den Betrieb und alle seine Beschäftigten zu erhalten und zu fördern." (Wegener/Hetmeier (2008), S.8). Seit 2012 existiert auch zum BGM und zum BGF eine DIN Spezifikation: Demnach umfasst BGF "... [alle] Maßnahmen des Betriebes unter Beteiligung der Organisationsmitglieder zur Stärkung ihrer Gesundheitskompetenzen sowie Maßnahmen zur Gestaltung gesundheitsförderlicher Bedingungen (Verhalten und Verhältnisse), zur Verbesserung von Gesundheit und Wohlbefinden im Betrieb sowie zum Erhalt der Beschäftigungsfähigkeit" (DIN SPEC 91020, (2012), S.7). BGM wird dagegen definiert als "... systematische sowie nachhaltige Schaffung und Gestaltung von gesundheitsförderlichen Strukturen und Prozessen einschließlich der Befähigung der Organisationsmitglieder zu einem eigenverantwortlichen, gesundheitsbewussten Verhalten" (DIN SPEC 91020, (2012), S.7). BGM geht somit über Arbeitsschutzmaßnahmen hinaus und besteht aus den drei Handlungsfeldern Arbeitsschutz, Betriebliches Eingliederungsmanagement (BEM) und Betriebliche Gesundheitsförderung (BGF) (siehe Abb. 1). Der Arbeitgeber ist verpflichtet, die beiden Handlungsfelder, Arbeitsschutz und Betriebliches Eingliederungsmanagement, umzusetzen. Die Betriebliche Gesundheitsförderung ist für Unternehmen hingegen freiwillig, jedoch fester Bestandteil des BGM.

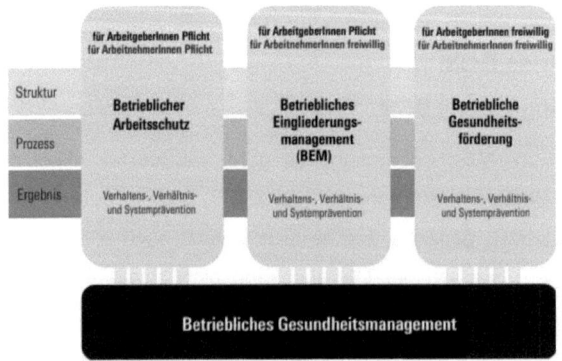

Abbildung 1: Die drei Säulen des BGM (Giesert/Reuter/Liebrich (2017), S. 18)

Wie in Abbildung 1 zu sehen ist, wird das BGM im Allgemeinen als Dach gesehen, welches drei Säulen zu einem Managementsystem einschließt und idealerweise miteinander verbindet. Je nach Größe, Struktur und Ausrichtung des Unternehmens können bei Bedarf weitere Säulen, wie beispielsweise Personalentwicklung, Organisationsentwicklung, Fehlzeitenmanagement, Arbeitszeitgestaltung hinzugefügt werden. Das BGM stellt somit ein System dar und sollte als Managementaufgabe gesehen werden, wobei das BGM als eigener Bereich angesehen oder einem anderen Bereich an- oder untergliedert werden kann.

In der heutigen Zeit sind zunehmend nachhaltige Maßnahmen mit strategischer Ausrichtung gefragt, welche das System BGM bedient (Vgl. Hunsicker, (2020), S.2):

- Rechtliche Aspekte: Erfüllung der gesetzlichen Anforderungen für den Arbeits- und Gesundheitsschutz
- Wirtschaftliche Aspekte: Optimierung von Kennzahlen, z.B. Senkung des Krankenstandes zur Sicherung der Produktivität
- Demografische Strukturelle Aspekte: Erhalt der Arbeitsfähigkeit als zentraler Baustein der Beschäftigungssicherheit
- Soziale Aspekte: Soziale Verantwortung gegenüber den Beschäftigten und Steigerung der Attraktivität des Arbeitgebers

Insgesamt wirkt BGM auf allen Ebenen der Betriebsführung und verändert Unternehmensziele, Führungskultur, Betriebsklima, Unternehmensprozesse, Partizipation und Arbeitsbedingungen (Vgl. Badura/Ritter/Scherf (1999), S. 17 & Esslinger/Emmert/Schöffski (2010), S. 68f).

## 2.2 Erfolgsfaktoren des BGM

Um das BGM erfolgreich umzusetzen, sollten einige Leitlinien beachtet werden, welche aus der Luxemburger Deklaration von 1997 entnommen werden können. „Die Luxemburger Deklaration der EU für betriebliche Gesundheitsförderung ist eine Erklärung der Mitglieder des Europäischen Netzwerkes für betriebliche Gesundheitsförderung, die 1997 anlässlich eines Treffens in Luxemburg zu den Zielen und Inhalten betrieblicher Gesundheitsförderung verfasst wurde" (Hunsicker (2020), S.4f). Nach der Luxemburger Deklaration sollte BGF nicht nur das Verhalten der Mitarbeiter und die Arbeitssituation beeinflussen, sondern auch die Unternehmensgrundsätze und -richtlinien sowie die Betriebsgrundsätze. Die

Luxemburger Deklaration spricht von BGF, dennoch stellt sie inhaltlich eher BGM dar (Vgl. Hunsicker (2020), S.4f). In der Erklärung heißt es eindeutig, dass BGM nicht in Form einer einmaligen Umsetzung eines Gesundheitstages oder einer Rückenschule projiziert werden kann, sondern in einer prozessorientierten Herangehensweise (Vgl. Hunsicker (2020), S.4f).

Der Erfolg der BGF hängt maßgeblich von den folgenden 4 Leitlinien ab (Vgl. Hunsicker (2020), S.4f):

- **Partizipation**: Laut der Luxemburger Deklaration hängt die erfolgreiche Umsetzung des BGM vom Engagement und der Bereitschaft der Mitarbeiter ab, sich am BGM-Lernprozess zu beteiligen und ihn aktiv umzusetzen. Somit muss die gesamte Belegschaft (Führungskräfte und Mitarbeiter gleichermaßen) involviert werden.

- **Integration**: BGF muss bei allen zentralen Entscheidungen und in allen Unternehmensbereichen beachtet werden.

- **Projektmanagement**: Alle Maßnahmen und Programme müssen systematisch vollzogen werden: Bedarfsanalyse, Prioritätensetzung, Planung, Ausführung, kontinuierliche Kontrolle und Bewertung der Ergebnisse.

- **Ganzheitlichkeit**: BGF beinhaltet sowohl verhaltens- als auch verhältnisorientierte Maßnahmen. Sie verbindet den Ansatz der Risikoreduktion mit dem des Ausbaus von Schutzfaktoren und Gesundheitspotenzialen.

Darüber hinaus lassen sich auch Qualitätskriterien für die Gestaltung eines BGM bei den gesetzlichen Krankenkassen finden. So hat der Spitzenverband Bund der Krankenkassen (GKV) einen Leitfaden erstellt, der einerseits Präventions- und Gesundheitsförderungsziele definiert, aber auch Inhalte und notwendige Kriterien einer qualitätsorientierten Durchführung benennt (Vgl. Hunsicker (2020), S.5)

### 3. Konzept zur Einführung eines BGM – Das 6-Phasen-Modell

Die Einführung und nachhaltige Implementierung eines BGM im Unternehmen erfordert einen sorgfältig vorbereiteten und strategischen Ansatz. In der Literatur finden sich eine ganze Reihe verschiedener Konzepte, Strategien und Planungsmodelle für das Projektmanagement bzw. die qualitätsgesicherte Planung von BGM Maßnahmen. Die meisten Modelle integrieren die Kernphasen: Analyse, Planung, Implementierung, Bewertung. Für die Praxis des BGM hat sich eine Ausweitung auf die Phasen „Bedarfsermittlung" und „Nachhaltigkeit" als wirksam erwiesen, um die Anforderungen eines qualitätsgesicherten und ergebnisorientierten Gesundheitsmanagements zu erfüllen (Vgl. Hunsicker (2020), S.6; Barmer (2020); Bifga (2020)). Zum anderen orientiert sich das Modell an den fünf Schritten des Lernzyklus nach Badura, Ritter und Scherf (Vgl. Badura/Ritter/Scherf (1999), S. 58). Das folgende 6-Phasen Modell (siehe Abb. 2) dient als Richtlinie für das praktische Verfahren. In den folgenden Kapiteln werden die einzelnen Phasen des 6-Phasen-Modells in kompakter Form dargestellt.

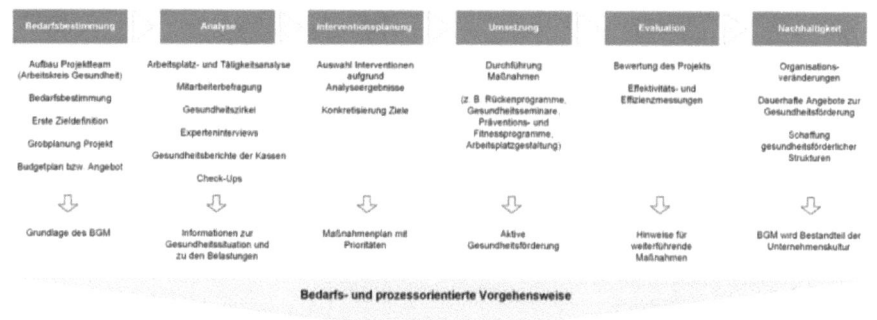

Abbildung 2: 6-Phasen Modell für ein BGM (Hunsicker, 2020, S.6)

## 3.1 Bedarfsbestimmung und Projektinitiierung

### 3.1.1 Schaffung von internen Strukturen im BGM

Der erste Schritt zu einer erfolgreichen Einführung und nachhaltigen Etablierung des BGM im Unternehmen ist die verbindliche Entscheidung der Unternehmensleitung, alle damit verbundenen Prozesse und Änderungen umzusetzen, zu unterstützen und ausreichende Ressourcen für deren Umsetzung bereit zu stellen. Da das Betriebliche Gesundheitsmanagement in erster Linie eine Führungsaufgabe ist und an ganzheitlichen Organisationsstrukturen ansetzt, spielen Führungskräfte eine entscheidende Rolle beim Implementierungsprozess (Vgl. Schmidt et al. (2015), S.28 ). Nur wenn Führungskräfte für das BGM gewonnen werden können, kann es gelingen, gesetzte Ziele auch zu erreichen.

Sobald die grundlegende Entscheidung ein BGM im Unternehmen zu implementieren getroffen ist, ist der zweite Schritt, die geeigneten internen Strukturen für das Projekt zu erstellen. Zu diesem Zweck ist es ratsam, ein Entscheidungsgremium zu wählen, das sich aus Vertretern einzelner Abteilungen zusammensetzt. So sollten beispielsweise eine Steuerungsgruppe, eine Lenkungsgruppe oder ein Lenkungskreis gegründet werden, welcher als Arbeitskreis Gesundheit oder Steuerungskreis bezeichnet werden kann. In der Arbeit des Steuerungskreises ist es sinnvoll, wenn die gewählten Mitglieder über ausreichende Entscheidungsbefugnisse in ihrem Arbeitsbereich verfügen, damit die Prozesse schnell durchgeführt werden können. Hier empfiehlt es sich, folgende Mitglieder mit in die Steuerungsgruppe aufzunehmen (Vgl. Fröhlich (2013), in Kraußlach (Hrsg.), S. 41ff.): BGM-Verantwortliche, Personalabteilung, Arbeitsmedizinischer Dienst, Arbeitssicherheit, Unternehmensleitung, Externe (z.B. Vertreter der Krankenkasse), Vertreter einzelner Bereiche, Gleichstellungsbeauftragte, Schwerbehindertenvertretung und Betriebsrat/Personalrat.

In regelmäßigen Workshops werden relevante und gewünschte BGM-Inhalte für das Unternehmen sowie die notwendigen Schritte zur Implementierung entwickelt, wie beispielsweise folgende allgemeine Aufgaben (vgl. Schmidt et al. (2015), S.35f):

- Initiierung und Steuerung des BGM-Prozesses
- Entwicklung von BGM Zielen, Leitlinien und Strategien
- Initiierung und Planung der Bedarfsanalyse
- Sicherstellung der Beteiligung der Beschäftigten bei der Entwicklung von BGM-Maßnahmen
- Entscheidung über die Umsetzung von Maßnahmen
- Information an Beschäftigte und Führungskräfte
- Einnahme der Stellung eines Multiplikators und Treibers für das Thema Gesundheit im Unternehmen
- Steuerung der Umsetzung der Maßnahmen
- Evaluation der durchgeführten Maßnahmen
- Sicherung der Ergebnisse
- Integration in Linienorganisation (Unternehmenskultur)

Bei einem BGM Projekt sollten zu Anfang mindestens 3 Sitzungen durch die Steuergruppe abgehalten werden, wobei sich nach folgendem Schema gerichtet werden kann (vgl. Hunsicker (2020), S.7):

1. Zu Beginn: Planung des Projektes, der einzelnen Schritte und Klärung der Aufgaben und Zuständigkeiten
2. Nach den Analysen: Festlegung und Planung der Interventionen

3. Am Ende: Bewertung des Projektes

Im Hinblick auf ein nachhaltiges Gesundheitsmanagement sollte die Steuergruppe zu einer ständigen und regelmäßigen Instanz werden. Pro Sitzung sollten nicht mehr als zwei große Themenblöcke auf der Agenda stehen. Im weiteren Verlauf des BGM-Einführungsprozesses können die Sitzungen der Lenkungsgruppe alle sechs bis acht Wochen organisiert werden. Es sind kontinuierliche Abstimmungen und Festlegungen der nächsten Schritte durch die Steuerungsgruppe erforderlich, um den BGM-Prozess weiter voranzutreiben (Vgl. Schmidt et al. (2015), S.35f).

### 3.1.2 Definition spezifischer Ziele & Leitlinien

Ein weiterer wichtiger Erfolgsfaktor für die Einführung und Implementierung von BGM ist neben der Schaffung interner Strukturen, die Definition von Zielen, die mit BGM im Unternehmen erreicht werden sollen. Das übergeordnete Ziel von BGM ist die Schaffung einer gesunden Unternehmenskultur (Vgl. Rudow (2004), S. 24). Dies beinhaltet die Reduzierung von gesundheitsschädigenden und vermeidbaren Belastungen im Arbeitsalltag sowie die Befähigung der Mitarbeiter zu einem eigenverantwortlichen und gesundheitsbewussten Verhalten (Vgl. Rudow (2004), S. 11f ). Darüber hinaus verfolgt BGM weitere Ziele (Vgl. Badura/Ritter/Scherf (1999), S. 34):

- den Erhalt und die Verbesserung der Gesundheit der Beschäftigten
- die Optimierung der Arbeitsbedingungen und -organisation
- die Steigerung des Wohlbefindens am Arbeitsplatz
- die Steigerung der Motivation der Mitarbeiter
- die Befähigung zu einer aktiven und gesunden Lebensführung
- die Bindung an das Unternehmen
- den Erhalt und die Förderung von Qualifikationen und Kompetenzen
- die Prävention und Vermeidung chronischer Krankheiten
- die Wiedereingliederung/Erleichterung der Wiedereingliederung nach Krankheit und Rehabilitation

In der Regel wird ein BGM aufgrund rechtlicher, wirtschaftlicher, demografischer oder sozialer Handlungsansätze gestartet. Dabei sollte zu Beginn eine Bestimmung des Status quo erfolgen, da viele Daten, Regelungen und Standards im Unternehmen bereits existieren, die nicht allen Beteiligten bekannt sind, aber für eine optimale BGM-Konzeption hilfreich wären und in die Diskussion einfließen sollten. Die Ziele sollten von einer Expertengruppe, insbesondere aber vom Management, festgelegt werden. Im Rahmen eines Strategie-Workshops können die Ziele des BGM unter den Stakeholdern diskutiert und definiert werden. Ziele sollten nach messbaren quantitative Zielen und in allgemeinen qualitative Zielen aufgeteilt sein. Sie sollten klar definiert, messbar formuliert, an den Bedarfen der Zielgruppe orientiert, an die unternehmensspezifischen Strukturen angepasst und auf ressourcengerechte Lösungen fokussiert sein. Mit Hilfe der vordefinierten Kriterien ist es möglich, die Zielerreichung später zu messen. Nachdem die Ziele fest stehen, sollte eine Grobplanung stattfinden, welche alle grundlegenden Schritte beinhaltet. Bei der Einführung eines BGM sollte darüber hinaus darauf geachtet werden, dass alle relevanten Inhalte in Leitlinien aufgeführt werden. Die Leitlinien dokumentieren die BGM-Prozesse und sind daher wichtig für eine nachhaltige Integration in die Unternehmenskultur. Hier können nach Fröhlich (Vgl. Fröhlich (2013), in Kraußlach (Hrsg.), S. 23) folgende Möglichkeiten genutzt werden: Formulierung einer Vision, Veröffentlichung in Flyern, Integration in das Unternehmensleitbild, Erarbeitung eines Rahmenkonzepts, Formulierung einer Dienstvereinbarung.

### 3.2 Bedarfsanalyse

In der Analysephase sollen zum einen Faktoren identifiziert werden, welche die Gesundheit der Mitarbeiter beeinflussen und somit für beispielsweise einen hohen Krankenstand oder geringes Engagement verantwortlich sind. Zum anderen sollen durch die Einbeziehung der Beschäftigten in den Analyseprozess, mögliche Potenziale für die Gesundheitsförderung identifiziert werden. Dabei hängt die Intensität und Komplexität der Bedarfsanalyse in einem großen Umfang von den Ergebnissen der Bedarfsbestimmung ab (Vgl. Hunsicker, (2020), S.9).

Nach Hunsicker bieten sich hier drei klassische Analyseverfahren an: (Vgl. Hunsicker, (2020), S.9f):

**Problemorientierte Analyse:** Hier sind viele Faktoren gleichzeitig vorhanden und die Ursache ist nicht einer einzigen Richtung zuzuordnen. Hier empfiehlt sich eine breit angelegte Analyse, die Belastungs- als auch Beanspruchungsbereiche, aber auch die drei Dimensionen der Gesundheit (physisch, psychisch und sozial) berücksichtigt.

**BGM wird als betriebliche Sozialleistung** eingeführt: Hier liegen aus Sicht des Unternehmens keine Probleme, wie z. B. ein zu hoher Krankenstand, vor und die

Wünsche und Anforderungen für die Ausarbeitung von Maßnahmen können so aktiv bei den Beschäftigten abgefragt werden.

**Spezifische problemorientierte Analyse (Bezug auf spezifische Situation an einem Arbeitsplatz oder -bereich):** Hier gibt es ein spezifisches Problem, welches sich auf eine konkrete Personengruppe (z.b. Produktionsmitarbeiter im Bereich XYZ) zuordnen lässt, was zur Folge hat, dass nur ein geringerer Einsatz von Analysemethoden und -instrumenten erforderlich ist.

Bei der Analyse können, je nach Ergebnis der Bedarfsbestimmung, folgende Methoden und Instrumenten genutzt werden (Vgl. Hunsicker, (2020), S.11):

- Begutachtung vorhandener Dokumente (Fehlzeitenstatistik, Unfallstatistik, Statistiken zur BEM, Altersstrukturanalyse)
- Durchführung einer Arbeitssituationsanalyse zur "objektiven" Identifizierung von gesundheitsbeeinträchtigenden Belastungen. Während der Ist-Analyse wird die Situation im Unternehmen untersucht, um Faktoren zu identifizieren, die einen negativen Einfluss haben. Diese können sich beispielsweise auf die Arbeitsbedingungen, das Arbeitsumfeld oder den Arbeitsplatz beziehen
- Durchführung einer schriftlichen Mitarbeiterbefragung: Die Befragungsbereiche sollten die physische, psychische und soziale Dimension der Gesundheit abbilden. Hierbei ist es das vorrangige Ziel repräsentative und aussagekräftige Ergebnisse zu erhalten und die Mitarbeiter umfänglich einzubinden
- Einführung von Gesundheitszirkeln: "Gesundheitszirkel sind zeitlich begrenzte betriebliche Arbeitsgruppen, die dazu dienen, Belastungen und Ressourcen am Arbeitsplatz zu ermitteln, Ursachen zu analysieren und Lösungsvorschläge zu entwickeln. Welche Belastungen und Ressourcen im Mittelpunkt der Analyse stehen, kann vorab nicht festgelegt werden. Die Teilnehmer des Zirkels wählen die Arbeitsbedingungen aus, die sie als belastend oder als unterstützend erleben" (Hunsicker (2020), S.8). Da die Mitglieder Experten ihrer eigenen Arbeitssituation sind, können oft maßgeschneiderte Lösungen zur Reduktion der Arbeitsbelastung entwickelt werden (Vgl. Köhlbach/Zapf (2008), S.64)
- Durchführung von (Experten-) Interviews zur Absicherung der Ergebnisse und Diskussion von Lösungsansätzen: Durch mündliche Befragungen kann eine

Personengruppe, wie beispielsweise Führungskräfte, gezielt und flexibel befragt werden

Nachdem die einzelnen Analysen durchgeführt wurden, muss aus all diesen Ergebnissen eine allgemeine Schlussfolgerung gezogen werden. Daher ist es wichtig die wesentlichen Faktoren zu finden, die für das Problem verantwortlich sind (z. B. übermäßiger Krankenstand). Sobald diese festgelegt sind, müssen die geeigneten Interventionen definiert werden, was im nächsten Schritt erfolgt.

### 3.3 Interventionsplanung

### 3.3.1 Konzeptionelle Planung

Nach der Festlegung der Ziele, dem Abschluss der Bedarfsermittlung und der abgeschlossenen Durchführung der einzelnen Analysen, beginnt die Auswahl und Planung der geeigneten gesundheitsförderlichen Maßnahmen. Interventionen, welche die Steuerungsgruppe für das Unternehmen entwickelt hat, müssen mit den Ergebnissen der Bedarfsanalyse und den BGM-Zielen verglichen werden. Die Aktionsbereiche im BGM, in denen Interventionen geplant werden können, sind teils sehr unterschiedlich. Daher ist es bei der Planung wichtig, gezielt vorzugehen und nicht willkürliche Maßnahmen für alle Mitarbeiter einzuführen. Für eine strukturierte Planung und die anschließende erfolgreiche Umsetzung von Maßnahmen sind die wichtigsten organisatorischen Schritte: die Festlegung der Verantwortlichkeiten innerhalb der Steuerungsgruppe, die Verfügbarkeit von personellen Ressourcen, die Budgetplanung, der Umsetzungszeitraum sowie die Kommunikations- und Evaluationsstrategie (Vgl. Schmidt et al. (2015), S.56). Die Maßnahmen sollten gezielt angeboten werden. Es gibt Maßnahmen, die allen Mitarbeitern angeboten werden können, z. B. Gesundheitstage. Andere sind jedoch nur für bestimmte Zielgruppen geeignet, wie z. B. Ordnungsgemäßes Heben und Tragen für Mitarbeiter aus der Produktion oder Managementkurse für Führungskräfte.

Die Steuerungsgruppe kann auch Hilfe bei der Planung und Durchführung von Interventionen außerhalb des Unternehmens erhalten. Externe Partner wie B. Krankenversicherung oder Berufsverbände können bei der Planung und Durchführung von Maßnahmen beraten.

### 3.3.2 Verhaltens- und verhältnisbezogene Maßnahmen

Die gesundheitsförderlichen Maßnahmen im Unternehmen lassen sich in verhaltens- und verhältnisbezogene Maßnahmen unterteilen und beeinflussen entweder das Verhalten des Mitarbeiters oder seine Arbeitsumgebung. Verhaltensbezogene Maßnahmen beeinflussen das Gesundheitsverhalten der Mitarbeiter. Sie dienen der Erhaltung der individuellen Gesundheit und des Wohlbefindens der Mitarbeiter (z. B. Ernährungsangebote, Seminare zur Entspannung oder Gesundheitschecks). So soll Gesundheitsgefährdendes Verhalten reduziert und gesundheitsförderndes Verhalten gestärkt werden. Verhältnisbezogene Maßnahmen betreffen das Arbeitsverhältnis zwischen Arbeitgebern und Arbeitnehmern. Sie zielen damit auf die Gestaltung gesundheitsfördernder Arbeitsbedingungen ab (Vgl. Rudow (2011), S. 219f). Diese Bemühungen zielen darauf ab, sowohl physische als auch psychische Belastungen zu reduzieren, durch z.b. ergonomische Arbeitsprozesse oder flexible Arbeitszeitmodelle.

Bei der Auswahl der Maßnahmen sollte beachtet werden, dass die verhaltens- und verhältnispräventiven Maßnahmen ausgewogen sind und sich ergänzen. So ist z.B. die Durchführung einer Rückenschule wenig sinnvoll, wenn die Arbeitsplätze nicht ergonomisch eingerichtet sind.

### 3.4 Maßnahmendurchführung

Maßnahmendurchführung bedeutet die Umsetzung und Kontrolle der geplanten Maßnahmen. Für die erfolgreiche Einführung von BGM-Maßnahmen ist es wichtig, dass die Steuerungsgruppe die Maßnahmen weitervorfolgt und auftretende Probleme frühzeitig erkennt. Wichtig ist auch die kontinuierliche Überwachung der Akzeptanz von Eingriffen in das Management und bei den Mitarbeitern (Vgl. Badura/ Ritter/Scherf (1999), S. 103). Nur dann können Erfolge und Probleme frühzeitig bewertet und Alternativen und Lösungen entwickelt werden. Während der Maßnahmendurchführung sollten folgende Aspekte bedacht werden (Vgl. Badura/Ritter/Scherf (1999), S. 107f): Sind die Verantwortlichkeiten in der Steuerungsgruppe geklärt? Werden laufende Maßnahmen inkl. Erfolge und Probleme dokumentiert? Werden alle Mitarbeiter über laufende Maßnahmen informiert? Wird die Umsetzung der Maßnahmen kontrolliert?

Sobald die Maßnahmen festgelegt und Verantwortlichkeiten, Zeitrahmen und Budget geklärt sind, ist ein weiterer wichtiger Faktor die Kommunikation der Maßnahmen an Manager und Mitarbeiter. Manager sollten vor den Mitarbeitern über geplante Maßnahmen informiert werden, da eine aktive Unterstützung von ihnen erwartet wird.

Die Maßnahmen können an die Mitarbeiter im Rahmen einer Mitarbeiterversammlung kommuniziert werden. Ebenso können die Informationen via schwarzes Brett, E-Mail oder Flyer weitergetragen werden. Es empfiehlt sich in regelmäßigen Abständen Informationen an die Mitarbeiter weiterzugeben.

## 3.5 Evaluation

Bei der Evaluation von Maßnahmen im BGM geht es hauptsächlich darum, zu bewerten, inwieweit die Ziele erreicht wurden und welche Änderungen noch angestrebt werden müssen. Auf diese Weise bietet die Bewertung Lern- und Entwicklungsmöglichkeiten für zukünftige Projekte.

Eine Evaluation besteht aus den Schritten der Datenerhebung, Analyse, Bewertung und Verwertung ( Vgl. Loss et al. (2010), S. 11). In Abhängigkeit vom Unternehmen und dem jeweiligen Projekt muss entschieden werden, wie die Daten erhoben werden sollen. Zielgrößen müssen bestimmt werden (z. B. Einstellungen, Verhaltensweisen, Senkung der Fehlzeiten) und entsprechende Methoden (z. B. Fragebögen, Interviews, Most Significant Change (MSC), Zertifizierung oder Balanced Scorecard (BSC)) gewählt werden, um diese Zielgrößen zu erfassen (Vgl. Schmidt et al. (2015), S.67).

Die Evaluation kann zu unterschiedlichen Zeitpunkten stattfinden. Je nach Zeitpunkt der Evaluation wird unterschieden zwischen Strategie- bzw. Strukturevaluation (Planung), Prozessevaluation (Durchführung) und Ergebnisevaluation (Wirksamkeit) (Vgl. Hunsicker, 2020, S.14):

**Strategieevaluation**: Sie findet zu Beginn bzw. vor der Umsetzung eines Projektes statt. Hier geht es um die Prüfung der Ausgangssituation und die Bewertung der gegebenen Rahmenbedingungen und Ressourcen im Unternehmen. Sie sichert die Qualität eines Konzeptes.

**Prozessevaluation**: Die Prozessevaluierung erfolgt während eines Projekts oder im Übergang zu weiteren Maßnahmen. Sie umfasst die laufende Überwachung der Umsetzung der Maßnahme und ihrer Auswirkungen. Im Rahmen der Prozessevaluierung werden beispielsweise einzelne Maßnahmen unmittelbar nach ihrer Umsetzung bewertet, um die Akzeptanz und Bewertung der Maßnahme sowie mögliche Verbesserungsvorschläge festzustellen. Sie dient der kontinuierlichen Qualitätskontrolle.

**Ergebnisevaluation**: Die Ergebnisbewertung erfolgt am Ende eines Projekts oder einer Maßnahme und umfasst die Bewertung der Wirksamkeit einer Intervention. Die zu Beginn eines Projekts durchgeführten Analysen werden wiederholt und somit z. B.

in Form von einer Nachbefragung oder einer wiederholten Arbeitsplatzanalyse einem Vorher-Nachher-Vergleich unterzogen. Die Ergebnisevaluation bewertet am Ende der Umsetzung den Gesamterfolg und ob sich einzelne Maßnahmen ausgezahlt haben.

### 3.6 Nachhaltigkeit

In der Phase der Nachhaltigkeit werden kontinuierliche BGM-Maßnahmen umgesetzt. Wenn sich ein Unternehmen für die kontinuierliche Implementierung von BGM entscheidet, ist dies ein Zeichen dafür, dass es Teil der Unternehmenskultur geworden ist. Die inhaltliche Gestaltung in der Nachhaltigkeitsphase wird durch das Ergebnis der Evaluation bestimmt, was heißt, dass nur die Maßnahmen Sinn ergeben, welche bereits Effekte und/oder eine bestimmte Akzeptanz aufzeigen, wie die Wiederholung und das langfristige Angebot von Maßnahmen wie z. B. Rückenschule/-coaching, Stressmanagement-Kurse, oder Kursangebote in den verschiedenen Handlungsfeldern Bewegung, Ernährung und Stress (Vgl. Hunsicker, 2020, S.14).

Neben langfristigen Maßnahmen sollten auch organisatorische Veränderungen und Verantwortlichkeiten im Rahmen der Nachhaltigkeit definiert werden. Dies umfasst Themen wie die Vereinbarkeit von Familie und Beruf, das für Gesundheitsmaßnahmen zur Verfügung stehende Budget, Leitlinien zum Gesundheitsmanagement im Betrieb oder die Festlegung eines Gesundheitsbeauftragten (Vgl. Hunsicker, 2020, S.14).

## 4. Zusammenfassung und Reflektion

In der hier vorliegenden Arbeit wurde ein Konzept entwickelt, welches der Beispielfirma dabei helfen soll, ein BGM systematisch einzuführen. Hierzu wurden zunächst die theoretischen Grundlagen des BGM erläutert und abgegrenzt. Es wurden im Anschluss Erfolgsfaktoren für die Einführung eines BGM anhand der Luxemburger Deklaration aufgezeigt, aus der sich die vier Leitlinien Partizipation, Integration, Projektmanagement und Ganzheitlichkeit ergeben. Zur Einführung und nachhaltigen Implementierung eines BGM im Unternehmen wurde ein 6-Phasen-Modell vorgestellt, anhand dessen systematisch und strategisch geplant werden kann. Es erfolgte eine detaillierte Beschreibung der 6 Phasen Bedarfsbestimmung, Bedarfsanalyse, Interventionsplanung, Maßnahmendurchführung, Evaluation und Nachhaltigkeit. Dabei wurde gezielt auf das fachliche Vorgehen und die einzelnen Schritte in den jeweiligen Phasen eingegangen, um der Geschäftsleitung eine Grundlage für die Einführung eines BGM zu liefern. Obwohl das vorgestellte Konzept schon einige

Hinweise bzw. Empfehlungen für die erfolgreiche Implementierung eines BGM enthält, so seien im Folgenden noch einmal exemplarisch einige kritische Faktoren genannt, welche besonders wichtig bei der Einführung eines BGM sind. Das BGM stellt ein System dar, welches schnell an seine Grenzen stößt, wenn Planung und Struktur fehlen. Es sollte daher als Managementaufgabe angesehen werden, was bedeutet, dass Führungskräfte, Entscheidungsträger und Geschäftsleitung eine zentrale Rolle spielen. Zentrale Voraussetzungen für ein erfolgreiches BGM sind somit ein klares Bekenntnis bzw. eine Grundsatzentscheidung der Geschäftsleitung für das BGM-Vorhaben, sowie ausreichende finanzielle und personelle Mittel. Darüber hinaus sind die Erfolge des BGM sehr stark von den Personen abhängig, die für die Organisation des BGM verantwortlich sind. Der Steuerungsgruppe übernimmt somit eine enorm wichtige Aufgabe. Für ein erfolgreiches BGM sind jedoch nicht nur die Führungskräfte in der Pflicht, da ein Unternehmen zwar Rahmenbedingungen zur Gesundheitsförderung schaffen kann, jedoch alle Maßnahmen auf der freiwilligen Teilnahme und der Eigenverantwortlichkeit, im Hinblick auf die Gesundheit, der Mitarbeiter beruhen.

# 5. Literaturverzeichnis

**Badura, B./ Ritter, W./ Scherf, M.** (1999), Betriebliches Gesundheitsmanagement. Ein Leitfaden für die Praxis, Berlin: Edition Sigma.

**Barmer**: Zugriff 31.12.2020: https://www.barmer.de/firmenkunden/firmenangebot-gesundheit/gesundheitsmanagement/management-zyklus-239796,

**BIFGA**: Zugriff 31.12.2020: http://bifga.de/leistungsspektrum/betriebliches-gesundheitsmanagement-bgm/projektmanagement-im-bgm/#:~:text=Das%20Projektmanagement%20verl%C3%A4uft%20in%20einem%20strategischen%20betrieblichen%20Gesundheitsmanagement,4%20Interventionen%2 0%3D%20aktive%20Gesundheitsf%C3%B6rderung%20More%20items...%20,

**Dann**, P. / Steinke, B. (2006), Die Arbeitssituationsanalyse im Kontext einer TKGesundheitswerkstatt, In A. Krämer, U. Sonntag, B. Steinke, S. Meier, & C. Hildebrand (Hrsg.), Gesundheitsförderung im Setting Hochschule. Wissenschaftliche Instrumente, Praxisbeispiele und Perspektiven (S. 81-92), Weinheim: Juventa.

**DIN SPEC 91020**, (2012), S.7, Zugriff 31.12.2020: https://www.gmpkonzept.de/assets/files/dokumente/BGM/DIN%20SPEC%2091020.p df

**Fröhlich, J.** (2013), Erarbeitung eines Konzeptes zur Einführung bzw. Umsetzung eines Betriebliches Gesundheitsmanagements in die unternehmerische Praxis auf der Grundlage von Erfolgsfaktoren des „Thüringer Netzwerkes Betriebliches Gesundheitsmanagement", In H. Kraußlach (Hrsg.), Wirtschaftswissenschaftliche Schriften, Heft 01/2013, Jena: Ernst-Abbe-Fachhochschule Jena.

**Giesert M. / Reuter, T. / Liebricht, A.** (Hrsg.), (2017). Arbeitsfähigkeit 4.0 Eine gute Balance im Dialog gestalten, Hamburg; Vsa Verlag.

**Henssler, O.-T., / Klenke, B.**, (2011), Gesundheitsmanagement 2011. In EuPD Research (Hrsg.), Corporate Health Jahrbuch. Betriebliches Gesundheitsmanagement in Deutschland (S. 17-69). Bonn: EuPD Research Sustainable Management GmbH.

**Hunsicker,** Haufe Betriebliches Gesundheitsmanagement Office, (Stand: 16.12.2020), Zugriff: 31.12.2020: https://products.haufe.de/?forceDesktop#link?productid=PI34681&docid=HI6982501

**Kern, Axel O.** (2017), Chefsache Gesundheit 1. Betriebliches Gesundheitsmanagement als Führungsaufgabe und Erfolgsfaktor.

**Köhlbach, M. / Zapf, D.** (2008), Psychische Belastungen in der Arbeitswelt. Von Stress, Mobbing, Angst bis Burnout, Mainz: TBS GmbH Rheinland Pfalz.

**Loss, J.**, Seibold, C., Eichhorn, C., Nagel, E. (2010), Evaluation in der Gesundheitsförderung. Eine Schritt-für-Schritt-Anleitung für Gesundheitsförderer.

Bayerisches Landesamt für Gesundheit und Lebensmittel-sicherheit, Erlangen. Zugriff 25.08.2015: http://www.img.uni-bayreuth.de/de/news/Neuerscheinungen/ manuale_bt_101125_online.pdf

**Rudow, B.** (2011), Die gesunde Arbeit – Arbeitsgestaltung, Arbeitsorganisation und Personalführung, 2. Auflage. München: Oldenbourg Verlag.

**Schlüter, B. / Friedrich, T.** (2009), Selbstmanagement für Führungskräfte – Persönliche Gesundheitskompetenz als ein wesentlicher Bestandteil im Themenfeld Gesundheitsmanagement. Abgerufen am 31.12.2020 von http://www.health-ontop.de/userdoks/handouts/2009_schlueter_friedrich_ workshop.pdf

**Schmidt, R.** / Müller, M. / Bühren, S. / Neuber, N. / Malinka, J. / Sakris, J./ Kraußlach, H. (Hrsg.) (2015), Praxisleitfaden zur Einführung eines Betrieblichen Gesundheitsmanagements, Jena: Verlag Ernst-Abbe-Hochschule Jena.

**Schnell, R./ Hill, P. B./ Esser, E.** (2005), Methoden der empirischen Sozialforschung (7. Aufl.). München: Oldenbourg Verlag.

**Uhle, T., & Treier, M.** (2011), Betriebliches Gesundheitsmanagement – Gesundheitsförderung in der Arbeitswelt – Mitarbeiter einbinden, Prozesses gestalten, Erfolg messen. Berlin [u. a.]: Springer Verlag.

**Wegener, B. / Hetmeier, J.** (2008): „KoGA-Kompetenz-Gesundheits-Arbeit", Unfallkasse des Bundes, Potsdamer Dialog, 17. Und 18. November 2008, Potsdam.

# BEI GRIN MACHT SICH IHR WISSEN BEZAHLT

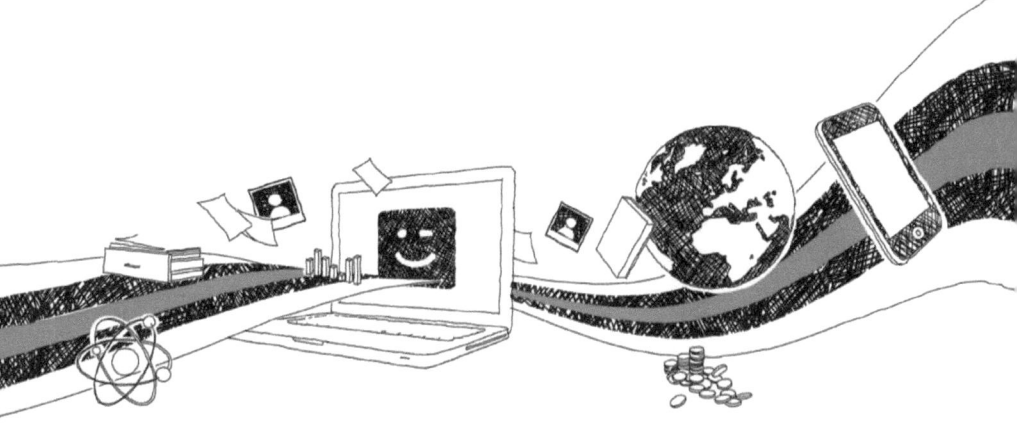

- Wir veröffentlichen Ihre Hausarbeit, Bachelor- und Masterarbeit

- Ihr eigenes eBook und Buch - weltweit in allen wichtigen Shops

- Verdienen Sie an jedem Verkauf

Jetzt bei www.GRIN.com hochladen und kostenlos publizieren

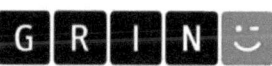